Training mit den

Fitnessbändern

- Das ideale Home Workout -

Herausgeber:
© Philip Hochreiter, Neudorfstraße 69, 76316 Malsch

Inhaltsverzeichnis

II. Fitnessband-Übungen

Trainingspläne   41

Vorwort

Liebe Leserinnen und Leser,

zunächst danke, dass Sie sich für mein Werk interessieren. Mit diesem eBook möchte ich Ihnen einige effektive Übungen mit den Fitnessbändern zeigen. Sowohl für das Fitness-Loop als auch das Gymnastikband.

Ich selbst mache schon etliche Jahre Sport und kann so auf ein umfangreiches Wissen zurückgreifen. Diesbezüglich habe ich natürlich auch schon einige Erfahrungen mit Fehltraining, vor allem im Leistungssport gemacht und kann deshalb auch über die Folgen von falschem Training berichten.

Das Training mit den Fitnessbändern kann einerseits zu einem Vollwertigen Trainingsprogramm verwendet werden, oder dient als idealer Ersatz zu bestehenden Trainingsprogrammen in nahezu allen Sportarten. Gerade im Leistungsbereich ist es wichtig, auch kleinste Muskelgruppen gezielt zu trainieren, um beispielsweise Fehlhaltungen zu korrigieren, die Mobilität zu verbessern, Verletzungen zu behandeln und gezielt auch kleinste Muskelgruppen zu aktivieren.

Alternativ bietet ein Fitnessband-Workout eine perfekte Lösung für ein umfangreiches Training zu Hause, ganz ohne Fitnessgeräte.

Weiterhin werden viele Themen, wie beispielsweise Trainingstipps, Ernährung u.V.m beschrieben.

Der Ratgeber wurde gezielt dafür entwickelt, um Ihnen viele Möglichkeiten, Übungen und Ausführungen mit den Fitnessbändern detailliert zu zeigen, damit Sie für sich mittels Anleitung trainieren können.

Warum möchte ich trainieren?

Dies ist wohl die zentrale Kernfrage für jedes Training. Zunächst ist es ganz wichtig, warum Sie überhaupt mit dem Fitnesstraining beginnen wollen, denn das WARUM ist ihr Hauptmotivator!
Weiterhin richtet sich das gesamte Trainingskonzept und die Planung nach ihrem Warum. Wollen Sie z.B. Muskeln aufbauen, eine bestehende Verletzung durch das Training unterstützend behandeln, ein bestehendes

Training erweitern, die Mobilität erhöhen oder einfach nur das Wohlbefinden steigern?

All dies sind Kernpunkte und Richtungsmerkmale für das spätere Training.

Auf detaillierte Trainingsmethoden in Bezug auf Kraft-, Kraftausdauer-, und Schnellkrafttraining wird in diesem Ratgeber nur oberflächlich eingegangen, da dies den Rahmen sprengen würde, und hierzu spezielle Fachliteratur erstellt wurde.

Ernährung

Auf das Thema Ernährung wird nur ganz kurz eingegangen, denn dieses ist sehr vielfältig und umfangreich. Wichtig ist jedoch zu erwähnen, dass jedes Training auch eine gezielte Ernährung beinhalten sollte.

Allgemein kann man jedoch einige grundlegende Tipps geben, für Personen, die sich noch nie mit dem Thema Ernährung beschäftigt haben:
(Wie bereits erwähnt, sind dies nur sehr oberflächliche Tipps und dienen lediglich als Anhaltspunkt für Laien.)

1.Grob gesagt besteht unsere Nahrung aus Eiweiß (Proteine), Zucker (Kohlehydrate) und Fett.
2.Die Muskulatur benötigt Proteine um zu wachsen.
3.Kohlehydrate liefern dem Körper die schnellste Form der Energie, werden aber auch am einfachsten verstoffwechselt und als Energiereserve abgespeichert.
4.Als Richtwert gilt, dass bei der Nahrungsaufnahme darauf geachtet werden sollte, Diese zum größten Teil aus Proteinen zusammen zu setzen.
5.Auf Kohlehydrate, vor allem einfache Kohlehydrate wie raffinierter Zucker etc., sollte verzichtet werden.
6. Fette sollten nur als ungesättigte Fettsäuren konsumiert werden (hochwertige Öle, Nüsse etc.).

Aufwärmen

Bevor Sie die Übungen ausführen, ist es sehr empfehlenswert sich vor dem Trainingsbeginn aufzuwärmen, um Verletzungen zu vermeiden. Es können auch die unten beschriebenen Übungen bereits zu Beginn ausgeführt werden, jedoch mit einem geringen Widerstandsgrad der Fitnessbänder. Das Aufwärmen wird sehr oft unterschätzt, jedoch passieren die meisten Verletzungen im Sport in Form von Zerrungen in Folge von nicht aufgewärmten Muskelpartien.

Nehmen Sie sich hierfür somit ausreichend Zeit. Ich empfehle 2-3 mal die folgenden Übungen zu wiederholen.

Hier finden Sie einige Möglichkeiten, um die Muskelgruppen zu mobilisieren:

1. Nacken

Drehen Sie ihren Kopf langsam nach links und rechts. (Wiederholung ca. 4-5 mal)

2. Arme und Schultern

a)Kreisen Sie beide Schultern mehrmals nach vorne. Das Selbe in umgekehrter Bewegungsrichtung nach hinten. (Ausführung jeweils ca. 1 min.)
b)Ziehen Sie die Schultern in Richtung Ohren und lassen Sie die Schultern wieder fallen.
c) Kreisen Sie abwechselnd Ihren linken und rechten Arm vorwärts und nach einer Minute rückwärts.

3. Beinmuskulatur

Hierfür empfiehlt sich ein leichtes Jogging, oder Gehen auf der Stelle.

Alternativ kann auch ein Sprungseil verwendet werden, um den gesamten Körper zu mobilisieren und aufzuwärmen. Springen Sie ca. 5-10 Minuten vor jedem Training.

Trainingsbekleidung

Tragen Sie bequeme Trainingskleidung, um bestmöglichen Komfort und Erfolg beim Training zu haben. Nutzen Sie rutschfeste Sportschuhe für einen sicheren Stand während dem Training. Vermeiden Sie die Benutzung der Bänder mit der Schuhsohle oder auf rauem Untergrund (vgl. Übung 4 u. 6). Dies belastet die Übungsbänder überdurchschnittlich und es können Beschädigungen, wie z.B. Risse entstehen. Hierfür empfehlen wir die Übungsausführung ohne Schuhe, um mögliche Beschädigungen und starke Abnutzung zu vermeiden.

I. Loop-Übungen

1. Seitliches Heben der Oberschenkel

Hierbei legt man sich seitlich auf eine bequeme Unterlage und die Beine angewinkelt übereinander. In langsamer Aufwärts-Bewegung wird das obere Knie nach oben geführt und anschließend wieder nach unten.

Beachte:
Entweder bleiben beide Füße bei der Bewegungsausführung aufeinander, sodass nur das Knie nach oben geführt wird oder das gesamte Bein wird angehoben. (s. Abb.)
Genauso kann die gesamte Übungsposition variiert werden. (s. Abb. 3 u. 4).

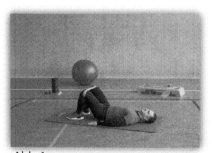

Abb.1

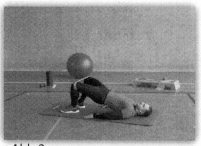

Abb.2

2. Hüftheben

Hierbei wird die Hüfte langsam nach oben gedrückt und gleichzeitig die Spannung in den Oberschenkeln durch „nach-außen" drücken beider Beine gehalten.

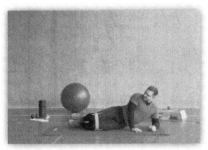

Abb.1

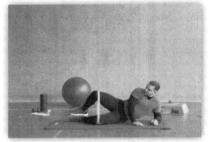

Abb.2

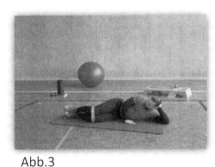

Abb.3

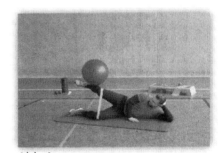

Abb.4

3. Seitliches Beinheben (im Liegen)

Hier wird eine bequeme Haltung in der Seitenlage eingenommen s. Abb. 1.
Beide Beine werden übereinander gelegt und das Mini-Loop angebracht.
Anschließend wird das gesamte obere Bein wie in Abb.2, nach oben geführt.

Beachte:
Auch hier kann wie in Abb. 3 u. 4 die Übungsposition variiert werden.

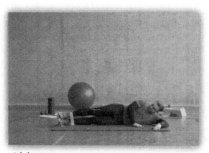
Abb.1

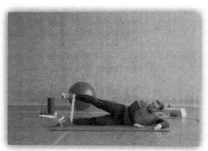
Abb.2

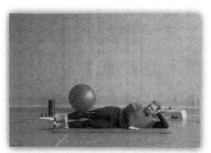
Abb.3

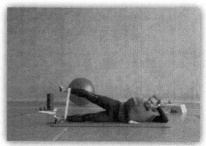
Abb.4

4. Trainieren der Wadenmuskulatur

Wählen Sie eine angenehme Sitzposition und legen das Loop um den Fußballen und halten es mit beiden Händen fest. Anschließend bewegt man lediglich den Fuß/ Fußspitze nach vorne und hinten um die Wadenmuskulatur zu trainieren.

Beachte:
Achten Sie auf eine aufrechte Sitzposition.

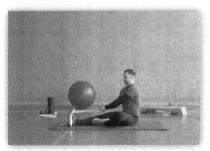

Abb.1

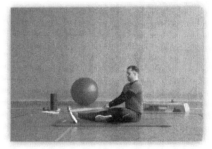

Abb.2

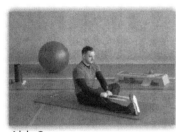

Abb.3

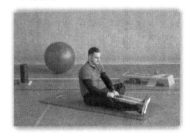

Abb.4

5. Liegestütz mit Beinheben

Die Liegestützhaltung s. Abb. 1 wird eingenommen und die Spannung im ganzen Körper gehalten. Anschließend wird im Wechsel jedes Bein nach oben angehoben und wieder gesenkt. Um den Trainingseffekt zu verstärken, kann man den Oberkörper bei jeder Beinhebung senken. s. Abb. 3.

Beachte:
Als Variation kann auch ein zusätzliches Loop wie in Abb.1 u. 2 zu sehen ist, zwischen beide Arme gespannt werden.

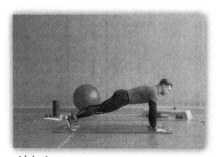

Abb.1

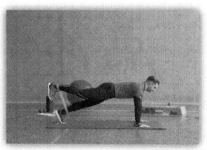

Abb.2

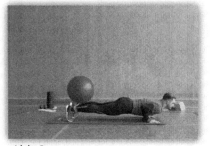

Abb.3

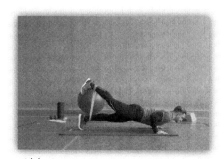

Abb.4

6. "Mountain-Climbers"

Nehmen Sie die Liegestützhaltung (s. Abb.1) als Grundposition ein und stellen Sie ein Bein, wie in Abb.2 abgebildet, nach vorne auf wie in einer Art "Sprint-Position". Der eigentliche Übungsablauf erfolgt, indem beide Beine durch einen kleinen Sprung in die Ausgangs-Position wechseln, wie in Abb.2 und 3 zu sehen ist.

Beachte:
*Als **Variation** kann auch ein **zusätzliches Loop zwischen beide Arme gespannt werden.***

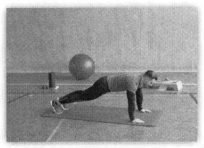

Abb.1

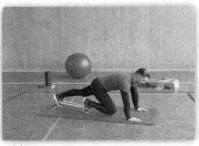

Abb.2

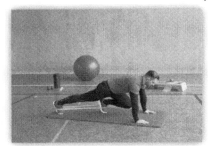

Abb.3

7. Trapez-Zug

Hier halten Sie das Loop wie in Abb. 1 mit dem vorderen aufgestellten Fuß. Das hintere Bein ist dabei angewinkelt. Anschließend wird bei geradem Oberkörper lediglich der Arm nach hinten geführt.

Beachte:
Beachten Sie hierbei, dass der Arm eng am Körper zurückgeführt wird und das Band sicher mit dem Fuß festgehalten wird. (s. Abb. 2 u. 3)

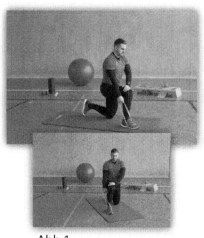

Abb.1

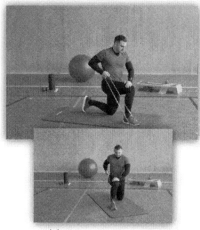

Abb.2

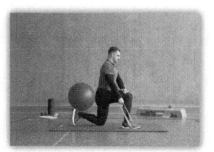

Abb.3

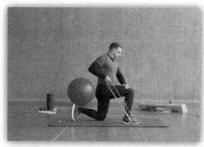

Abb.4

8. Trapez-Zug im Liegestütz

Eine Variation zu Nr. 6 (Trapez Zug):
Hierzu nehmen Sie die Position des Liegestützes ein und führen
wie in Abb. 5 den Ellenbogen nach oben.

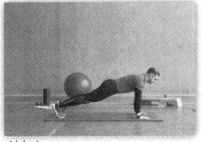
Abb.1

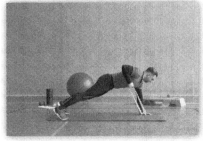
Abb.2

9. Bizeps-Curl

Hier nehmen Sie eine bequeme Position ein, entweder im Sitzen oder im
Kniestand (s. Abb.1). Das Loop wird mit einer Hand gefasst und mit dem Fuß
der gleichen Seite durch Draufstehen befestigt. Anschließend wird der
Trainingsarm (gleiche Seite wie der Fuß, der das Band hält) auf den
aufgestellten Oberschenkel als Unterlage angelegt und nach oben gebeugt,
sodass der Bizeps beansprucht wird. (s. Abb.2)

Beachte:
Den Oberkörper gerade halten und lediglich die Hand/den Arm in Richtung
Oberkörper beugen.

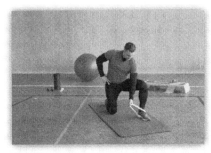
Abb.1

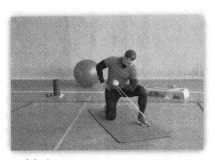
Abb.2

10. Beinstrecken nach hinten (im Vier-Füßler-Stand)

Hierzu nehmen Sie eine angenehme Position im Vier-Füßler-Stand ein. Das Loop wird dabei um beide Füße gelegt, sodass anschließend abwechselnd ein Bein nach hinten ausgestreckt wird. (s. Abb.1 u. 2)

Beachte:
Achten Sie auf einen geraden Rücken und ein waagerecht ausgestrecktes Bein.
*Eine **Alternative** hierzu ist, das **Bein schräg nach oben, s. Abb. 3,** oder sogar im **rechten Winkel***
***(s. Übung Nr.10) nach oben** zu führen.*

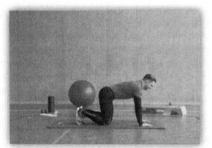
Abb.1

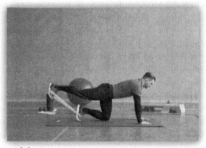
Abb.2

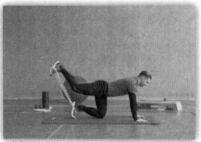
Abb.3

11. Beinstrecken nach oben

Hier wird die Übung wie in Nr. 9 ausgeführt. Lediglich wird das ausführende Bein im rechten Winkel nach oben bewegt.

Beachte:
Achten Sie auf einen geraden Rücken und eine sauberer
Bewegungsausführung.
*Eine **Alternative** ist beispielsweise, dass Sie auf dem **Bauch liegen und das Loop einerseits um den Oberschenkel legen** und mit dem trainierenden Bein im rechten Winkel nach oben drücken. (s. Abb.3.)*

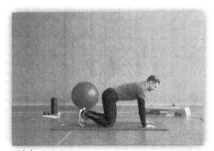

Abb.1

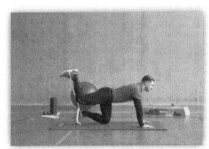

Abb.2

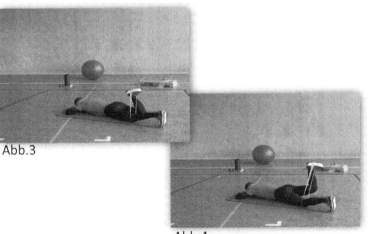

Abb.3

Abb.4

12. Vorderes-Beinheben nach oben

Nehmen Sie eine bequeme Position (auf dem Rücken liegend) ein. Das Loop wird in Fußknöchelhöhe angelegt. Anschließend wird abwechselnd ein ausgestrecktes Bein nach oben geführt.

Beachte:
Achten Sie darauf, dass das Bein ausgestreckt und langsam nach oben geführt wird.

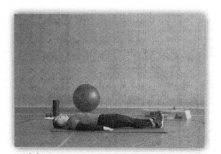
Abb.1

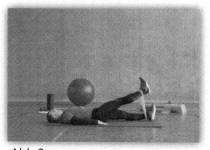
Abb.2

13. Klassische Sit-Up´s

Hier finden die Loops eine Vielzahl an Anwendungsmöglichkeiten und können sehr individuell eingesetzt werden. Im Anschluss werden einige sehr effiziente Beispiele vorgestellt.
Bei der klassischen Übung legen Sie sich zunächst auf eine geeignete Unterlage und winkeln die Beine an, wie in Abb.1.
Danach führen Sie die Hände in Richtung Knie, sodass sich die Schulterblätter vom Boden heben. (s.Abb.2)

Beachte:
Für ein effizientes Training sollten die Schulterblätter den Boden während der gesamten Übung nicht berühren.
Als Ergänzung können Sie wie in Abb. 2 ein zusätzliches Loop zwischen beide Arme spannen.

Alternative:
Übung Nr. 13 u. 14.

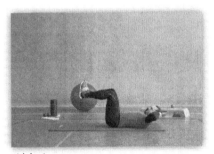

Abb.1

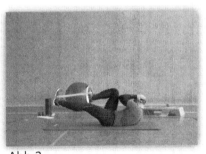

Abb.2

14. "Criss-Cross" Crunch

Hier wird die Ausgangsposition wie in Übung Nr. 12 eingenommen s. Abb.1. Der Oberkörper wird hier während der Übungsphase nicht abgelegt und bleibt dauerhaft unter Spannung, während beide Beine in einer Art „Tretbewegung" im Wechsel angezogen werden und die Ellenbogen gleichzeitig in Richtung des angezogenen Beines geführt werden. (s. Abb.2)

Beachten:
Achten Sie darauf, dass der Bewegungsablauf flüssig und nicht abrupt durchgeführt wird. Ebenso sollten die Schulterblätter während der Bewegungsausführung den Boden nicht berühren. (s. Abb.2)

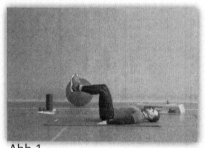
Abb.1

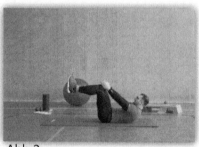
Abb.2

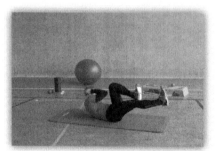
Abb.3

15. Klappmesser

Ihre Ausgangsposition ist hier flach auf dem Rücken liegend. Nun heben Sie gleichzeitig beide Beine und beide gestreckten Arme an, sodass Sie in die Position der Abb.2 kommen. Nehmen Sie anschließen wieder die Ausgangsposition der Abb.1 ein.

Beachte:
Als Ergänzung kann hier ein zusätzliches Loop zwischen beiden Arme gespannt werden. (s. Abb.2)
Achten Sie auch sehr darauf kein Hohlkreuz zu machen.

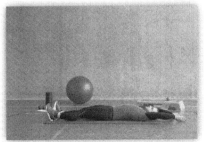
Abb.1

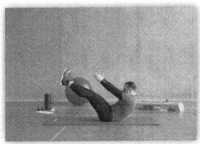
Abb.2

16. Rudern

Nehmen Sie zunächst die Ausgangsposition wie in Abb.1 ein. Während Sie die Beine ausstrecken, führen Sie den Oberkörper zurück und halten die Spannung.

Beachte:
Die Übung ist besser geeignet ohne Schuhe, da das Loop stark beansprucht wird und bei zu starker Beanspruchung beschädigt werden kann.
Während der Übungsausführung sollte der Oberkörper nicht abgelegt werden.

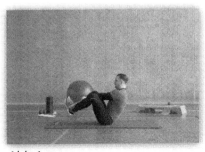
Abb.1

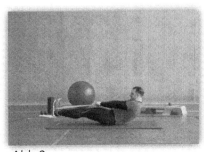
Abb.2

17. Beinheben nach hinten (im Stehen)

Stellen Sie sich aufrecht hin, mit beiden Beinen parallel zu einander, wie in Abb.1. Nun führen Sie ein Bein ausgestreckt nach hinten. (s. Abb.2)

Beachte:
Achten Sie darauf den Oberkörper aufrecht und das ausführende Bein gestreckt zu halten.

*Als **Alternative** können Sie auch das **Bein anwinkeln** und nach oben führen. (s. Abb.3 u. 4)*

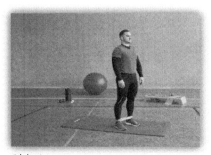

Abb.1

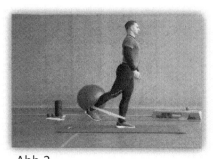

Abb.2

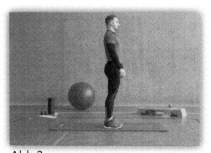

Abb.3

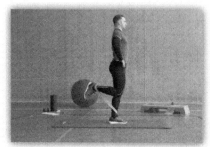

Abb.4

18. Seitliches Beinheben (im Stehen)

Nehmen Sie eine aufrechte Haltung ein, mit beiden Beinen parallel zu einander wie in Abb.1. Nun führen Sie ein Bein ausgestreckt zur Seite wie in Abb.2.

Beachte:
Achten Sie darauf den Oberkörper aufrecht, sowie das ausführende Bein gestreckt zu halten.

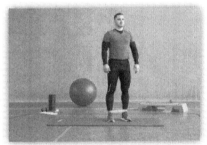 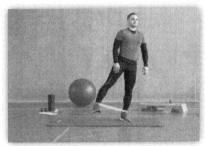

Abb.1   Abb.2

19. Seitliche Ausfallschritte

Zunächst nehmen Sie einen stabilen Stand ein und gehen leicht in die Hocke. (s. Abb.1). In Folge wird abwechselnd ein Bein mittels Ausfallschritt zur Seite gestellt und wieder zurück.

Beachte:
Die Position sollte in der Hocke beibehalten werden. Wichtig hierbei ist ein gerader Rücken.

*Eine gute **Alternative** hierzu sind **frontale Ausfallschritte** (s. Abb. 3 u. 4). Hier wird zu Beginn eine aufrechte Ausgangsposition eingenommen und anschließend ein großer Schritt nach vorne ausgeführt. Anschließend wird die Ausgangsposition wieder eingenommen und mit dem anderen Bein dieselbe Bewegung ausgeführt.*
(s. Abb. 3 und 4)

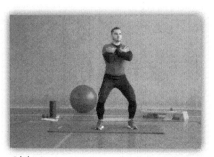

Abb.1

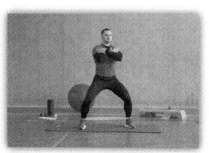

Abb.2

19. vordere Ausfallschritte

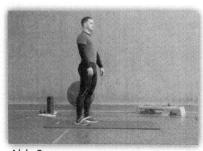

Abb.3

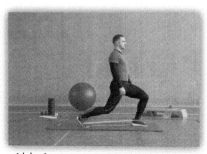

Abb.4

20. Wechselsprünge

Hier wird, wie in Abb.1, das Loop um die Füße gelegt. Machen Sie anschließend wie in Übung Nr. 18 (frontale Ausfallschritte) beschrieben, einen Ausfallschritt nach vorne (s. Abb.1). Dies ist Ihre Ausgangsposition für die Wechselsprünge. Nun wechseln Sie Ihre Ausgangsstellung indem Sie einen Sprung ausführen und die Beine in der Luft wechseln.

Beachte:
Bevor die Übung mit dem Loops ausgeführt wird, sollte der Wechselsprung bereits zuvor ohne dieses beherrscht werden, um Verletzungen zu vermeiden. Der Ablauf ist in Abb.1-4 detailliert abgebildet.

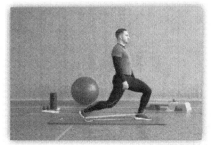

Abb.1

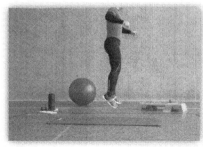

Abb.2

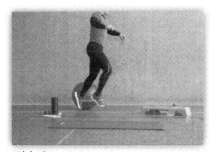

Abb.3

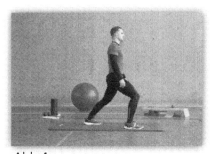

Abb.4

21. "Burpees"

"Burpees" sind eine sehr effektive Fitnessübung und in Kombination mit den Loops sehr effizient.
Die Übung besteht aus drei zusammengesetzten Teilen. Nehmen Sie zunächst die Liegestützposition (1) ein.
(s. Abb.1). Danach springen Sie mit beiden Beinen in Richtung Ihrer Arme / Hocke (2), (s. Abb.2), damit Sie im Anschluss einen Streck-Sprung (3), (s. Abb.3), nach oben ausführen können. Nachdem Sie wieder auf dem Boden angekommen sind, gelangen Sie wieder in die Hocke/ Position (2) und danach wieder in die Liegestützposition (1).
Diesen Bewegungsablauf wiederholen Sie mehrmals, solange Sie können.

Beachte: (Für Fortgeschrittene geeignet!)
Üben Sie den Bewegungsablauf zuvor lieber in Ruhe und langsam, damit sich keine Fehler einschleichen und Verletzungen vermieden werden.
Um die Übung noch zu erschweren, kann man zusätzlich ein weiteres Loop zwischen die Arme spannen.

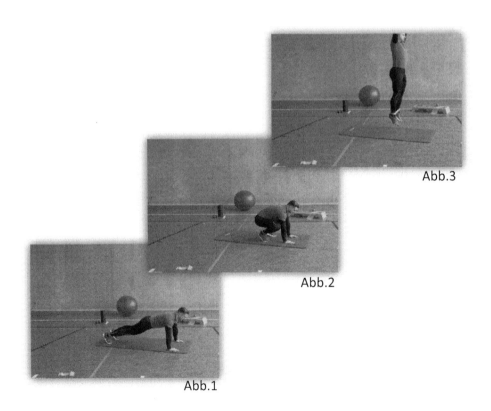

Abb.3

Abb.2

Abb.1

22. Kniebeuge

Nehmen Sie einen hüftbreiten und sicheren Stand ein. Je nach Schwierigkeitsstufe gibt es verschiedene Möglichkeiten das Loop einzusetzen (s. Abb.1 und 3).
Bei der Übungsausführung wird das Gesäß langsam in Richtung Boden gebracht, bis die Oberschenkel max. eine waagrechte Ebene bilden (s. Abb.2 und 4). Danach wird das Gesäß langsam wieder zurück in die Ausgangsposition geführt (s. Abb.1 und 3).

Beachte:
Der Rücken sollte stets gerade bleiben. Das Loop kann hier entweder als Widerstand um die Oberschenkel, Füße und/oder zusätzlich mit den Armen eingesetzt werden (s. Abb. 1, 3 und 4).

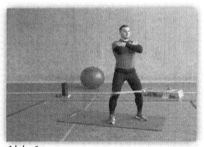
Abb.1

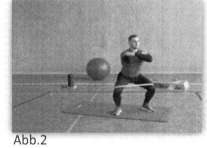
Abb.2

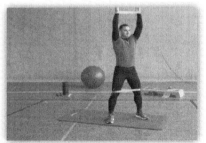
Abb.3

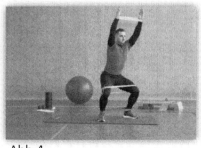
Abb.4

23. Schulterziehen

Hierzu nehmen Sie das Loop mit beiden Händen in waagerechte Arm-Haltung und führen die Ellenbogen langsam in gleichmäßiger Bewegung nach hinten (s. Abb.1 und 2).

Beachte:
Die Arme in gleicher, waagrechter Höhe halten und lediglich nach hinten führen, bis eine Spannung im Schulter-/Rückenbereich entsteht. Danach langsam wieder in die Ausgangsposition führen.
Die Übung kann auch im Knien durchgeführt werden (s. Abb.3).

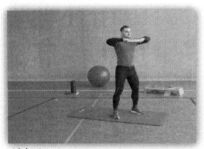

Abb.1

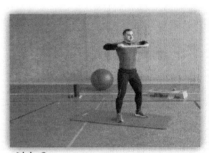

Abb.2

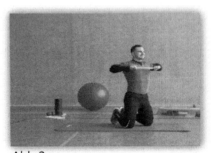

Abb.3

24. Trizeps-Ziehen

Halten Sie mit einer Hand das Loop hinter dem Rücken fest (s. Abb.1). Mit dem anderen Arm wird das Loop am anderen Ende nach oben gezogen und der Arm ganz ausgestreckt.

Beachte:
Der untere Arm bewegst sich nicht. Dieser dient lediglich zum Festhalten des Loops.
Beim Trainingsarm findet die Bewegung/Streckung lediglich ab dem Ellenbogengelenk statt und endet, wenn der Arm über dem Kopf ausgestreckt ist (s. Abb.2 und 4).

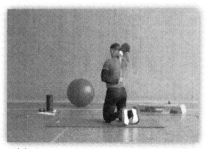

Abb.1

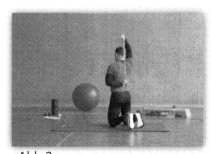

Abb.2

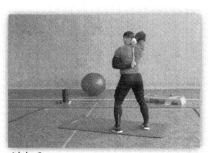

Abb.3

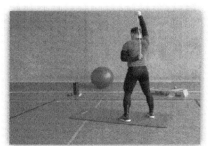

Abb.4

25. Mobilität der Rotatorenmanschette (mit dem Loop)

Hierzu nehmen Sie das Loop gespannt zwischen beide angewinkelten Arme (s. Abb.1). Die Arme befinden sich in einem rechten Winkel. Anschließend werden beide Arme gleichzeitig über das Schultergelenk nach außen gedreht, ohne die Ellenbogenstellung zu verändern (s. Abb.2).

Beachte:
Die Bewegung erfolgt ausschließlich über das Schultergelenk. Die Arme verändern während der Übung nicht den Winkel. Achten Sie darauf, den Oberkörper gerade zu halten.

Eine Alternative ist in Abb.4 und 5 gezeigt. Hier halten Sie beide Arme eng und angewinkelt am Körper und bewegen die Hände gleichzeitig nach außen. Auch hier findet die Rotation nur über das Schultergelenk statt. Die Ellenbogen bleiben während der gesamten Übung eng am Körper!
Führen Sie die gesamten Übungen langsam aus!

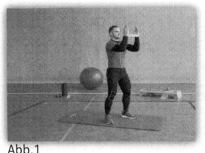
Abb.1

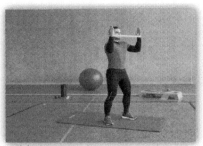
Abb.2

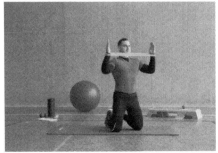
Abb.3

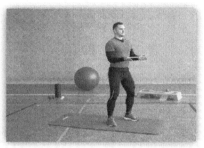
Abb.4

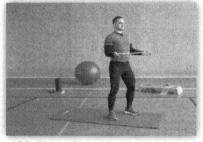
Abb.5

26. Hinteres Schulter-Ziehen

Nehmen Sie das Loop gespannt zwischen beide ausgestreckten Arme hinter dem Rücken. (s. Abb.1). Anschließend werden beide Arme gleichzeitig nach außen gezogen. (s. Abb.2).

Beachte:
Die Bewegung erfolgt ausschließlich über Die Armbewegung. Die Schulter wird während der Übung nicht mit bewegt. (Abb.3 und 4 zeigen die Übung im Kniestand).

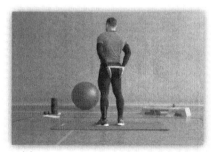
Abb.1

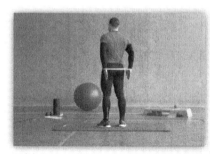
Abb.2

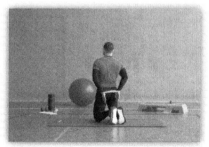
Abb.3

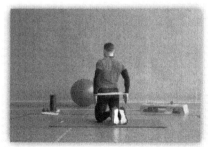
Abb.4

27. Pull-Down

Nehmen Sie das Loop gespannt zwischen die beiden, über den Kopf gestreckten Arme (s. Abb.1). Anschließend werden beide Arme gleichzeitig nach unten hinter den Kopf gezogen, bis die Oberarme und Schulter eine Ebene bilden (s. Abb.2).

Beachte:
Die Bewegung langsam ausführen!

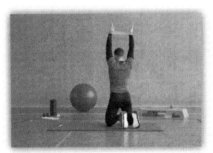 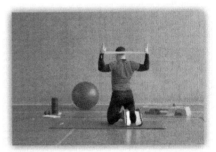

Abb.1   Abb.2

II. Fitnessband-Übungen (Gymnastikband)

Das Fitnessband ist eine wertvolle Ergänzung für das Trainingsset und hat, genau wie die Loop-Bänder, ein weitreichendes Anwendungsgebiet. Hier finden Sie einige Beispiele für ein noch effektiveres Training.

28. Seitliches Schulterheben

Stehen Sie mittig auf das Gymnastikband und halten Sie jedes Band-Ende mit der Hand fest umschlossen. Die Arme sind hierbei seitlich neben dem Oberkörper angelegt (s. Abb.1). Nun werden die gestreckten Arme seitlich am Körper bis Schulterhöhe angehoben und anschließend wieder gesenkt (s. Abb.2).

Beachte:
Halten Sie den Oberkörper aufrecht und heben Sie die Arme langsam unter Spannung seitlich an. Individuelle Variationen können unter anderem die Schrittstellung und die Griffhaltung sein (Obergriff / Untergriff).
Eine weitere Möglichkeit ist das Band überkreuzt zu halten. Hier greifen Sie lediglich die beiden Band-Enden in der jeweils anderen Hand (s. Abb.3 und 4).

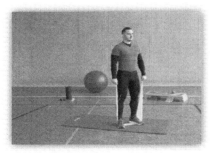

Abb.1

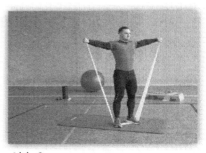

Abb.2

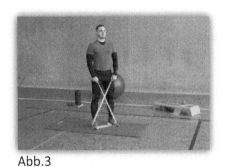
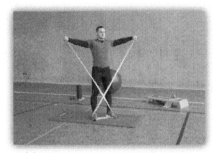

Abb.3   Abb.4

Beachte:
*Eine weitere **Variation** ist die Übungsausführung **im Liegen**. Hierbei legen Sie sich mit dem Rücken auf eine geeignete Unterlage, wie in Abb.5 zu sehen ist. Die Arme liegen seitlich neben dem Körper. Das Gymnastikband wird an beiden Enden gehalten und um beide Füße gelegt. Nun werden beide Arme seitlich in Richtung Kopf bis in Schulterhöhe gezogen, ähnlich der Abb. 1 (s. Abb. 5 und 6).*

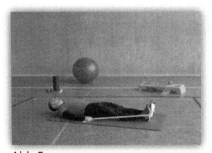
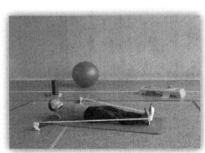

Abb.5   Abb.6

Beachte:
*Eine noch **effektivere Variation** ist die Übungsausführung als **Kombination** (s. Übung Nr. 15- Rudern und 26- seitliches Schulterheben).*
Hierbei setzen Sie sich mit dem Gesäß auf eine geeignete Unterlage wie in Abb.7 zu sehen ist. Die Arme sind seitlich neben dem Körper. Das Gymnastikband wird an beiden Enden gehalten und unter Spannung um beide Fußsohlen gelegt. Nun werden beide Arme seitlich in Richtung Kopf, bis in Schulterhöhe gezogen. Gleichzeitig werden die Füßen ausgestreckt und die Spannung im gesamten Körper gehalten, ohne weder den Oberkörper noch die Beine abzulegen. Danach wieder zurück in die Ausgangsposition ohne Arme, Oberkörper oder Beine abzulegen.
(s. Abb. 7-10).

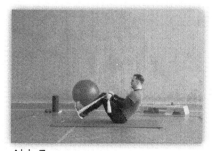

Abb.7

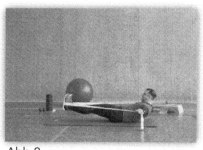

Abb.8

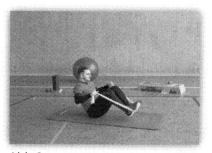

Abb.9

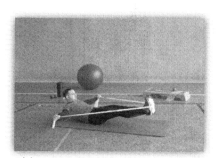

Abb.10

29. Mobilität der Rotatorenmanschette (Gymnastikband)

Nehmen Sie das Gymnastikband leicht gespannt zwischen beide
angewinkelten Arme. (s. Abb.1). Die Arme befinden sich in einem rechten
Winkel eng am Oberkörper. Anschließend werden beide Arme gleichzeitig
über das Schultergelenk nach außen gedreht (s. Abb.2).

Beachte:
Die Bewegung erfolgt ausschließlich über das Schultergelenk und die Arme
ändern während der Übung nicht den Winkel. Achten Sie darauf den
Oberkörper gerade zu halten und die Arme während der Übungsausführung
stets eng am Körper zu halten. Führen Sie die gesamten Übungen langsam aus!

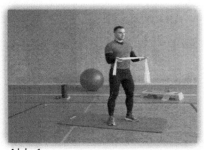

Abb.1

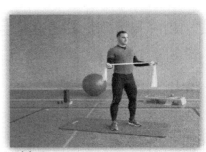

Abb.2

30. Seitliches Schulterziehen im Vier-Füßler Stand

Nehmen Sie hierzu den Vier-Füßler Stand wie in Abb.1 zu sehen ist ein und halten Sie das Gymnastikband fest in beiden Händen. Nun führen Sie den ausgestreckten Übungsarm nach oben und bewegen den Kopf leicht in Drehrichtung. (Am einfachsten richten Sie ihren Blick auf die ausführende Hand, s. Abb.2).
Drehen Sie den Arm soweit, bis Sie eine Spannung im Schulterbereich spüren.

Beachte:
Achten Sie auf eine langsame Bewegung und auf eine gerade Armhaltung, wie in Abb.2 zu sehen ist.

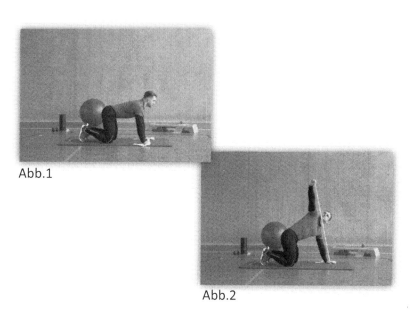

Abb.1

Abb.2

31. Pull-Down (mit dem Gymnastikband)

Die Übung ähnelt der Übung Nr.25. Nehmen Sie hierzu einen festen und aufrechten Stand, wie in Abb.1 zu sehen ist ein und halten Sie das Gymnastikband fest zwischen den, über dem Kopf gestreckten Armen (s. Abb.1). Anschließend werden beide Arme gleichzeitig nach unten hinter den Kopf gezogen, bis die Oberarme und Schultern eine Ebene bilde (s. Abb.2).

Beachte:
Achten Sie auf eine langsame Bewegungsausführung und auf eine gerade Armhaltung, wie in Abb.2 zu sehen ist.

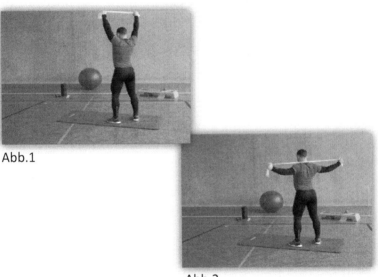

Abb.1

Abb.2

32. Beidhändiger Trizeps-Zug

Nehmen Sie einen aufrechten und sicheren Stand ein und machen Sie, wie in Übung Nr. 18, einen Ausfallschritt. Hierbei stehen Sie mit dem hinteren Fuß auf das Gymnastikband und halten die Spannung mit beiden hinter dem Kopf nach unten angewinkelten Armen. (s. Abb.1). Anschließend strecken Sie beide Arme langsam nach oben aus.

Beachte:
Achten Sie auf eine langsame Bewegungsausführung und auf eine gerade Armhaltung wie in Abb.2 abgebildet.

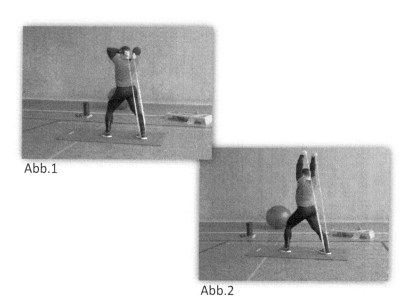

Abb.1

Abb.2

33. Beinstrecken nach hinten (mit dem Gymnastikband)

Wie in der Übung Nr.9 nehmen Sie eine angenehme Position im Vier-Füßler-Stand ein. Das Gymnastikband wird dabei um beide Fußsohlen gelegt und mit beiden Händen festgehalten. Anschließend strecken Sie abwechselnd ein Bein nach hinten aus (s. Abb. 1 u. 2).

Beachte:
*Achten Sie auf einen geraden Rücken und dass, das Bein waagerecht ausgestreckt wird. Eine **Alternative** hierzu ist, das **Bein schräg nach oben** oder sogar im rechten Winkel nach oben zu führen.*

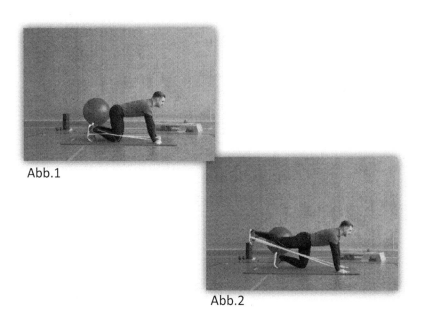

Abb.1

Abb.2

Trainingspläne

Für ein effektives Training empfiehlt es sich im bereits Vorfeld, die Zeit zu nehmen und einen Plan zu erstellen. Dies erspart im Nachhinein wesentlich mehr Zeit und vor allem Motivationsprobleme!

Damit Sie sich nicht mühselig damit beschäftigen müssen einen Trainingsplan zu erstellen, habe ich einige Pläne zusammen gestellt. Um Ihnen das bestmögliche Trainingsergebnis zu ermöglichen, empfehle ich Ihnen ein kontinuierliches Training. Ebenfalls empfehle ich für die Fortgeschrittenen ein individuelles Trainingsprogramm, mit den Übungen die Ihnen am besten liegen.

Wählen Sie zunächst für jede Muskelgruppe eine Übung aus. Diese ca. 4-5 Übungen bilden zusammen Ihr Trainingsprogramm. Jede Übung sollte ca. 10-15 mal wiederholt werden. Dies wird als Trainingssatz bezeichnet. Die Trainingssätze sollten ca. 3-4 mal wiederholte werden.
Die Trainingsdauer sollte ebenso sehr individuell angepasst werden. Wir empfehlen jedoch eine Dauer von ca. 20-30 Minuten. Die für Sie entwickelten Trainingspläne sind gezielt auf diesen Zeitansatz ausgelegt.
Um eine Regelmäßigkeit und Struktur in ihr Trainingsprogramm zu bringen, sollten Sie mindestens jeden zweiten Tag Ihr Training durchführen.

Trainingsplan 1:
"Individueller Trainingsplan":

Dieses Konzept ist für die Fortgeschrittenen gedacht. Hier steht die individuelle Auswahl der Übungen im Vordergrund.

Wochen	Montag	Dienstag	Mittwoch	Donnerstag	Freitag	Samstag	Sonntag
1-6	Übung 1	**Pause**	Übung 1	**Pause**	Übung 1	Übung 1	**Pause**
	Übung 2		Übung 2		Übung 2	Übung 2	
	Übung 3		Übung 3		Übung 3	Übung 3	
	Übung 4		Übung 4		Übung 4	Übung 4	
	Übung 5		Übung 5		Übung 5	Übung 5	

1. Wählen Sie zunächst 5 geeignete Übungen aus dem Handbuch.
2. Trainingstage: Mo, Mi, Fr, und Sa.
3. Führen Sie jede Übung 1-5 nacheinander mit jeweils 10-15 Wiederholungen aus.
   (5 Sätze mit je 15 Wiederholungen.)
4. Wiederholen Sie diesen Ablauf ca. 3-4 mal.
   (5 Übungen mit je 15 Wiederholungen und insgesamt 4 Durchgänge)

Trainingsplan 2:
"Sexy Booty":

Dieser Trainingsplan ist gezielt auf die Straffung und Kräftigung eines knackigen Gesäß ausgelegt.
Die Oberschenkel,- und Gesäßmuskulatur wird hier gezielt trainiert und sorgt so für einen schönen und kräftigen Gesäßmuskel.

Wochen	Mo.	Di.	Mi.	Do.	Fr.	Sa.	So.
5-8	Übung 33 Beinstrecken nach hinten	Pause	Übung 33 Beinstrecken nach hinten	Pause	Übung 33 Beinstrecken nach hinten	Übung 33 Beinstrecken nach hinten	Pause
	Übung 22 Kniebeuge		Übung 22 Kniebeuge		Übung 22 Kniebeuge	Übung 22 Kniebeuge	
	Übung 19 Seitl. Ausfallschritte		Übung 19 Seitl. Ausfallschritte		Übung 19 Seitl. Ausfallschritte	Übung 19 Seitl. Ausfallschritte	
	Übung 20 Wechselsprung		Übung 20 Wechselsprung		Übung 20 Wechselsprung	Übung 20 Wechselsprung	
	Übung 10 Beinstrecken nach hinten		Übung 10 Beinstrecken nach hinten		Übung 10 Beinstrecken nach hinten	Übung 10 Beinstrecken nach hinten	

1. Trainingstage: Mo, Mi, Fr, und Sa.
2. Führen Sie jede Übung nacheinander mit jeweils 10-15 Wiederholungen aus.
   (5 Sätze mit je 15 Wiederholungen.)
3. Wiederholen Sie diesen Ablauf ca. 3-4 mal.
   (5 Übungen mit 4 Trainingsdurchgängen zu je 15 Wiederholungen)

Trainingsplan 3:
"Iron-Mike"

Dieser Trainingsplan kräftigt und stärkt ihren gesamten Oberkörper, sowie den Arm- und Schulterbereich.

Wochen	Mo.	Di.	Mi.	Do.	Fr.	Sa.	So.
5-8	Übung 7 Trapezzug	Pause	Übung 7 Trapezzug	Pause	Übung 7 Trapezzug	Übung 7 Trapezzug	Pause
	Übung 9 Bizeps-Curl		Übung 9 Bizeps-Curl		Übung 9 Bizeps-Curl	Übung 9 Bizeps-Curl	
	Übung 23 Schulterziehen		Übung 23 Schulterziehen		Übung 23 Schulterziehen	Übung 23 Schulterziehen	
	Übung 24 Trizeps-Ziehen		Übung 24 Trizeps-Ziehen		Übung 24 Trizeps-Ziehen	Übung 24 Trizeps-Ziehen	
	Übung 28 Seitl. Schulterheben		Übung 28 Seitl. Schulterheben		Übung 28 Seitl. Schulterheben	Übung 28 Seitl. Schulterheben	

1. Trainingstage: Mo, Mi, Fr, und Sa.
2. Führen Sie jede Übung nacheinander mit jeweils 10-15 Wiederholungen aus.
   (5 Sätze mit je 15 Wiederholungen.)
3. Wiederholen Sie diesen Ablauf ca. 3-4 mal.
   (5 Übungen mit 4 Trainingsdurchgängen zu je 15 Wiederholungen)

Printed in Germany
by Amazon Distribution
GmbH, Leipzig

21350804R00027